UN ACCIDENT

AU

PORT DE CHERBOURG,

Par M. Jules ROUX,

CHIRURGIEN EN CHEF DE LA MARINE A CHERBOURG, MEMBRE CORRESPONDANT DE L'ACADÉMIE NATIONALE DE MÉDECINE.

———⋘◆⋙———

PARIS,

IMPRIMERIE ADMINISTRATIVE DE PAUL DUPONT,

Rue de Grenelle Saint Honoré, 55.

—

1849

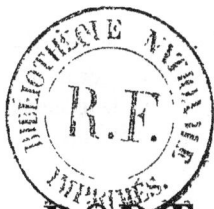

UN ACCIDENT

AU

PORT DE CHERBOURG,

Par M. Jules ROUX,

CHIRURGIEN EN CHEF DE LA MARINE A CHERBOURG, MEMBRE CORRESPONDANT DE L'ACADÉMIE
NATIONALE DE MÉDECINE.

La relation chirurgicale des grands accidents qui, de temps en temps, arrivent dans les arsenaux, comme celle des faits qu'offrent les champs de bataille, a son intérêt et son enseignement. Sur ces deux théâtres, où les hommes servent également la patrie, les lésions sont les mêmes ; mais elles présentent des aspects divers en rapport avec la différence des causes vulnérantes. Cette remarque ne s'applique pas aux blessures par instrument tranchant, mais à celles dont la cause éminemment contondante produit des contusions, des plaies, des fractures, des hémorragies, etc. Tout le monde sait, en effet, que les projectiles mus par la poudre à canon et les pièces de bois qu'une grande force agite tuent et blessent également, mais que, dans chacune de ces circonstances, les lésions ont un caractère particulier, une physionomie propre qui n'a certainement pas échappé à l'observation des chirurgiens.

D'un autre côté, cette relation chirurgicale nous donnera l'occasion d'exposer les faits de notre pratique relatifs au traitement des solutions de continuité des os, et de soumettre à une vérification clinique quelques assertions émises par M. Malgaigne dans son excellent ouvrage sur les fractures. En outre, les médecins de la marine attacheront probablement un certain intérêt à connaître un accident qui peut se reproduire à bord des bâtiments, ou, à terre, dans diverses circonstances qui se lient aux navigations lointaines.

Le 25 octobre 1847, on allait mettre à l'eau, au port de Cherbourg, le bateau-porte n° 2. Je dois entrer ici dans quelques détails techniques pour bien faire connaître la cause de l'accident qui survint pendant cette manœuvre, et faire apprécier la violence de la force qui a produit les blessures.

Ce bâteau-porte, qui avait été hâlé en travers sur sa cale, et qui devait en descendre dans la même situation, ne pouvait, pour des raisons spéciales, être mis à la mer par le mécanisme usité pour le lancement des navires : on voulait le faire glisser lentement sur son lit et l'accompagner à la mer en relâchant insensiblement les cordages qui le retenaient. Dans ce but, une forte chaîne entourait le bateau à sa partie inférieure ; sur cette chaîne, deux caliornes étaient frappées du côté du large ; le point fixe de ces caliornes était sur la jetée du port Chantereyne. Avec ces deux caliornes et deux cabestans placés sur les musoirs, on devait tirer le bateau à la mer, s'il éprouvait trop de résistance à glisser. Pour le retenir, quatre caliornes à trois rouets étaient frappées sur la chaîne ceinture, du côté de la terre : leur point fixe était pris sur deux bittes placées à dix mètres du bateau. Les garants de ces caliornes étaient à peu près horizontaux ; leurs courants passaient par-dessus le traversin des bittes et venaient s'enrouler sur quatre cabestans, munis chacun de vingt barres de quatre mètres de longueur. Les extrémités de ces barres étaient réunies entre elles au moyen de rabans. Chaque cabestan était retenu par une chaîne en patte d'oie, attachée elle-même sur une ancre solidement enfoncée ; la tige de chaque ancre avait 10 centimètres de côté. La pente de la cale était de 1/12 ; le poids du bateau-porte de 640,000 kilogrammes.

A peine le bateau-porte avait-il parcouru, en descendant sur sa cale, 30 ou 60 centimètres, que les bittes se sont arrachées verticalement en tournant autour des arcs-boutants qui les contretenaient. Presque au même moment, un cabestan fut renversé par l'ascension du traversin de bitte, qui vint soulever le courant de la caliorne qui correspondait à ce cabestan. Les barres de ce cabestan entrèrent dans le sol, où elles firent l'office de linguets. Il dut y en avoir plusieurs de brisées en labourant le sol dans leur mouvement circulaire. La tige de l'ancre de ce cabestan fut brisée, ainsi que son organeau (effort de 320 à 400 chevaux). Pendant ce temps, les trois autres cabestans, obéissant à la traction et aux chocs du bateau-porte, tournaient avec assez de rapidité pour projeter leurs linguets et leurs barres dans toutes les directions.

Qu'on se représente maintenant, par la pensée, deux cents hommes groupés autour de ces terribles machines, puissances aveugles qu'il n'est plus donné au génie de l'homme de modérer ! Pour échapper aux atteintes des cabestans, de leurs barres, de leurs linguets et du froissement des cordes, les hommes se couchèrent à plat-ventre sur le sol ou s'éloignèrent en courant. Le plus grand nombre put ainsi se soustraire au danger, mais quarante personnes furent, gravement blessées ou tuées. Ce champ de travail fut ainsi, en quelques secondes, transformé en un champ de bataille.

Au bruit de ce funeste accident, qui fut bientôt connu dans l'arsenal et dans la ville, les autorités maritimes, le chirurgien de service, les ouvriers accoururent sur le lieu du sinistre ; les blessés et les morts furent immédiatement transportés à l'hôpital de la marine, où venaient d'arriver M. Blache, médecin en chef et président du conseil de santé ; M. Hello, chirurgien-major de la marine ; les chirurgiens de l'hôpital, ceux des régiments et moi, accourus en toute hâte pour les secourir.

Les deux salles consacrées aux blessés offrirent alors un spectacle qui ne peut se comparer qu'à celui que présentent les ambulances, les jours de combat, alors que les blessés, les mourants et les morts y sont indistinctement apportés. Aussi avons-nous dû nous occuper d'abord de pourvoir aux accidents les plus pressants. Avant de pratiquer aucune opération et de procéder à aucun pansement, nous dûmes examiner préalablement chaque malade pour arrêter les hémorragies, rappeler la chaleur, apaiser les douleurs en plaçant les membres fracturés dans une position convenable, etc. Après avoir fait plusieurs fois le tour de nos salles et acquis une connaissance suffisante des blessures que nous avions à traiter, tout a été disposé pour les pansements, que nous avons fait avec le concours de tous les chirurgiens qui nous assistaient.

Je vais tracer, sous forme de tableau, les diverses lésions que nous avons observées, et l'ensemble des résultats obtenus. J'insisterai ensuite sur les faits qui me paraîtront le plus dignes d'intérêt.

GENRES DE BLESSURES.	NOMBRE.	RÉSULTATS GÉNÉRAUX.	TOTAL GÉNÉRAL.
Fractures du crâne.......	7	4 morts sur le coup. 1 12 h. après l'accident. 1 — 24 h. id. 1 a été guéri.	
Plaies contuses a la tête..........	2	Guérison.	Morts............ 9
Contusions du crâne..............	3	Id.	Guéris......... . 31
Fractures des vertèbres lombaires.	1	Mort instantanée.	Blessés.... 40
Fracture des os du nez	1	Guérison.	Blessures 53
Disjonction de l'os malaire........	1	Id.	
Plaies de la face.............. ..	2	Id.	
Fracture des côtes..............	1	Id.	
Plaie pénétrante de l'abdomen....	1	Mort presque instantanée.	
Contusions du tronc..	7	Guérison.	
Fracture de l'omoplate (acromion).	1	Id.	
Fractures de l'os des iles........	2	Id.	
Fractures de l'humérus......	2	Id.	
Fractures du fémur..............	5	Id.	
Fracture de l'articulation huméro cubitale	1	Résection, mort d'infection purulente 22 jours après l'opération.	
Fractures du radius.....	3	Guérison.	
Fractures du peroné..............	2	Id.	
Fracture de la jambe.......... ..	1	Id.	
Plaies contuses et contusions des membres.....................	10	Id.	
	53		

Dè l'appréciation de ce tableau, il résulte d'abord que le nombre deś lésioñs est plus grand que celui des blessés; ce qui est facile à expliquer, puisque quelques-uns de ceux-ci ont été frappés sur plusieurs poiñts. Il ressort, en second lieu, que huit hommes sont morts immédiatement ou peu d'heures après l'accident, qu'un seul a succombé après une opération grave, et que 31 ont guéri.

Avant de faire connaître les particularités les plus saillantes des lésions qui se sont offertes à notre observation, je n'ai pas besoin de signaler d'une manière spéciale la violence de la cause qui les a produites ; car cette violence, d'ailleurs facile à pressentir par l'exposé de l'accident, par le nombre des morts immédiates, se révélera encore d'elle-même par la gravité des blessures que je vais examiner.

BLESSURES DU CRANE.

Fractures. — Toutes les lésions de cette partie du corps ont été suivies de mort, ou bien ont offert des signes d'une extrême gravité.

Chez cinq blessés atteints de fractures comminutives avec plaie, le crâne, déformé ou largement ouvert, donnait, dans le premier cas, la sensation d'un sac rempli de noix ; et montrait, dans le second, la substance cérébrale, pour ainsi dire diffluente, s'échappant au dehors. De ces hommes qui avaient été, à vrai dire, assommés par les barres des cabestans, quatre étaient morts sur-le-champ, et le cinquième succomba douze heures après, circonstance surprenante, comme il sera facile d'en juger par l'observation suivante.

OBS. I. — *Fracture comminutive du crâne avec issue d'une grande quantité de substance cérébrale ; hémorragie ; mort douze heures après l'accident.*

Coupet (Jacques), manœuvre, fut apporté à l'hôpital dans la matinée du 25 octobre. Il était dans l'état que je vais décrire : plaie transversale du cuir chevelu, occupant toute l'étendue du pariétal droit ; cet os, le temporal, l'occipital et le coronal, du côté droit, sont fracturés comminutivement ; le crâne, largement ouvert, laisse échapper la substance cérébrale déjà sortie en assez grande quantité pour qu'il soit permis de penser que l'hémisphère droit n'existe plus ; hémorragie par divers points de la plaie ; insensibilité, résolution des membres ; froid dans tout le corps. (Stimulants diffusibles, frictions sur le corps, couvertures chaudes, moines remplis d'eau bouillante ; extraction des esquilles détachées ou peu adhérentes ; ligatures de deux artères.)

Peu d'heures après, le malade put avaler quelques cuillerées de vin aromatisé. La plaie, examinée de nouveau, offrit encore des portions de substance cérébrale, qui furent enlevées, et un écoulement de sang qui paraissait venir d'une artère profonde, voisine de la base de la portion écailleuse du temporal qui était tout entière mobile. Le pouls s'était relevé ; la chaleur était revenue ; on observait des signes légers de sensibilité tactile.

Vers cinq heures du soir, la vie semble se ranimer : à la chaleur de la peau, à la fréquence du pouls, à une plus grande facilité de déglutition se joignent une sensibilité moins obscure et quelques légers mouvements des membres. Le côté droit du crâne est en grande partie affaissé et sa cavité comblée par des caillots sanguins.

Par suite de cette blessure, le malade était dans l'état où se trouvent certains animaux auxquels, dans des vues expérimentales, on a enlevé un hémisphère du cerveau, et qui peuvent vivre encore quelque temps. Mais les conditions dans lesquelles se trouvait Coupet s'aggravaient de tout le danger inséparable de la commotion que la cause vulnérante avait imprimée au reste de l'encéphale.

Peu d'heures après la scène changeait, et nous vîmes s'éteindre les faibles lueurs de la faible espérance que nous avait fait concevoir le mieux observé. Le pouls se ralentit, la température du corps s'abaissa, les traces de la sensibilité animale disparurent et la mort survint à 11 heures du soir.

Chez un sixième blessé, la mort est arrivée après 24 heures, à la suite d'une fracture de la base du crâne et d'une commotion cérébrale violente qui avait détruit pour toujours la sensibilité et les mouvements volontaires.

Le septième malade, atteint de fracture du crâne, avec plaies contuses à la tête et commotion cérébrale, présentait en même temps une fracture du radius droit et une contusion très-étendue à la jambe du même côté. Chez ce blessé, qui a conservé longtemps un trouble prononcé de l'intelligence, je dois avouer que je n'ai reconnu que les signes rationnels d'une fracture de la base du crâne, sans en acquérir la preuve matérielle, puisqu'il a fini par guérir et retourner à ses travaux après une longue et pénible convalescence.

Les *contusions* et les *plaies contuses* ont été accompagnées, chez presque tous les malades, de symptômes graves de commotion, qui ont cédé à l'emploi prolongé des antiphlogistiques et des dérivatifs.

BLESSURES DE LA COLONNE VERTÉBRALE.

Fracture. — Poirier (Antoine-Louis), manœuvre, a été violemment frappé, dans la région lombaire, probablement par une barre de cabestan. Les vertèbres lombaires ont été fracturées comminutivement, sans que la peau ait été entamée : la mort a été instantanée. La tête du cadavre présentait en outre des plaies peu étendues et des traces légères de contusion.

BLESSURES DE LA FACE.

Un même blessé a offert, à lui seul, presque toutes les lésions de la face indiquées dans notre tableau. L'observation de ce malade est d'autant plus intéressante, qu'indépendamment d'une lésion insolite qu'elle présente, elle fournit un exemple de plus du mécanisme à l'aide duquel la face dissémine dans le crâne, et sans troubler l'intégrité de l'encéphale, les chocs violents qu'elle reçoit.

Obs: II — Contusion violente à la face ; disjonction de l'os malaire gauche ; fracture des os du nez ; plaie contuse de la lèvre supérieure avec hémorragie ; guérison.

Dupont (Pierre), charpentier calfat, âgé de 30 ans environ, fut atteint à la face par une barre de cabestan. Transporté immédiatement à l'hôpital, il y arriva dans l'état suivant : gonflement considérable de la face ; fracture des os propres du nez, avec plaie contuse et épistaxis ; plaie contuse à la lèvre supérieure, qui est divisée de part en part ; lésion de l'artère coronaire supérieure, hémorragie. Le gonflement des paupières détermine leur occlusion forcée. Revenu de son effroi, le malade répond nettement à toutes les questions qu'on lui adresse. Le pouls est naturel, la température du corps normale. (Infusion de tilleul, compresses froides sur la face ; on laisse couler le sang par la plaie de la lèvre.)

Les jours suivants, le gonflement de la face, après avoir fait des progrès, diminua sensiblement, et alors les yeux commencèrent a s'ouvrir ; l'hémorragie de la lèvre, désormais modérée, durait encore le troisième jour de l'accident, et cette circonstance, qui eut une influence heureuse sur la lésion de la face et probablement sur les troubles cérébraux qui auraient pu en être la suite, dispensa de recourir à la phlébotomie. (Bouillon, compresses froides.)

Le 12 novembre, 19 jours après l'accident, le gonflement de la face est presque entièrement dissipé, et alors seulement on reconnaît les signes suivants de la disjonction de l'os malaire gauche : saillie osseuse évidente à l'œil et au toucher, correspondant a l'articulation de l'apophyse orbitaire externe et de l'os jugal ; l'angle supérieur de cet os fait une saillie prononcée en dedans de l'orbite. En promenant le doigt sur le contour orbitaire, on rencontre au-dessus de l'articulation fronto-jugale une tumeur osseuse, tandis que plus bas, au point correspondant à l'articulation jugo-maxillaire, on trouve une dépression sensible. En imprimant des mouvements à l'os malaire, on reconnaît qu'il est évidemment mobile dans son articulation avec le maxillaire supérieur ; le malade déclare sentir nettement cette mobilité et même avoir la sensation de crépitation qui l'accompagne. Ces phénomènes ont été plusieurs fois reproduits, de manière a éviter toute erreur ; ils ont en outre été constatés par M. Blache, médecin en chef de la marine, et par tous les chirurgiens attachés a mon service.

L'articulation de l'os malaire avec l'apophyse zygomatique, examinée avec soin, a toujours paru intacte ; de telle sorte que la disjonction de l'os existait partout, excepté dans cette articulation, qui seule maintenait en place l'os malaire, mais qui n'empêchait pas les glissements légers que la main imprimait.

Le 27 novembre, le malade est sorti de l'hôpital guéri de ses blessures ; l'os malaire offrait encore des mouvements très-obscurs, seulement perceptibles au malade, qui les reconnaissait à un froissement presque insaisissable.

La saillie de cet os en haut et l'enfoncement léger en bas étaient encore très-perceptibles quand le doigt parcourait le contour orbitaire.

J'ai cherché à reproduire sur le cadavre cette disjonction de l'os malaire, que l'élasticité de l'apophyse zygomatique laisse à l'état de disjonction partielle, quand la cause qui la produit, épuisée pour ainsi dire sur l'os jugal, n'est pas suffisante pour le briser elle-même. Je n'ai jamais pu obtenir la disjonction telle que je l'ai reconnue chez le blessé qui fait le sujet de cette observation. Toujours j'ai noté des fractures dans les articulations fronto-jugale, jugo-maxillaire ; et toujours l'angle supérieur de l'os malaire, au lieu de faire saillie en dedans de l'apophyse orbitaire, était placé en dehors de cette apophyse. Il faut donc que, chez Dupont, il, y ait eu, dans le mécanisme de la disjonction de l'os malaire, quelque chose que je n'ai pas saisi ni reproduit dans mes expériences; et ces mêmes expériences, ainsi que l'inspection des sutures disjointes, tendent à me faire penser que, dans le cas que j'ai relaté plus haut, il y avait, avec la disjonction partielle de l'os malaire, quelque fracture profonde, peu étendue, et, partant, peu saisissable.

J'ai revu Dupont sept mois après son accident. La saillie osseuse voisine de l'apophyse orbitaire externe était faiblement émoussée; l'enfoncement à la partie moyenne du bord inférieur de l'orbite était encore sensible au toucher; la face de l'os malaire accessible au toucher et l'apophyse zygomatique n'offraient aucune trace de fracture; la vue était bonne. Le malade déclarait éprouver une légère douleur sur la peau de la pommette et du dos du nez. La consolidation de l'os jugal est complète, sans cal apparent.

Si le fait que cette observation consacre mérite de fixer l'attention des pathologistes, ils ne manqueront pas de lui assigner une place parmi les faits déjà connus de disjonction des sutures.

En présentant le fait qu'on vient de lire comme un exemple de *disjonction partielle* de l'os malaire, ou de luxation de cet os, j'entends exprimer que l'os jugal a été séparé de ses articulations avec le frontal, le sphénoïde et le maxillaire supérieur, non sans présenter une fracture insignifiante dans ses points articulaires, comme cela est inévitable dans les disjonctions des sutures engrenées et en biseaux alternes. Je sais que M. Malgaigne trouve cette luxation peu vraisemblable (p. 559), et que cette opinion est virtuellement partagée par MM. Vidal (de Cassis), Nelaton, etc. Malgré ces imposantes autorités, je suis toujours porté à croire que le fait que j'ai cité doit être rangé plutôt parmi les disjonctions et les luxations que parmi les fractures; et cela parce que, en réfléchissant à cette observation, il résulte clairement que les signes du déplacement semblent plus péremptoires que ceux de la solution de continuité. Du reste, Sanson, qui paraît avoir porté sur ce point de pathologie une attention spéciale, semble avoir rencontré des faits analogues et se rapprocher de l'opinion que je partage moi-même, quand il dit, à la page 317, t. IV, de ses *Nouveaux éléments de pathologie*, 1848, et à propos des fractures de l'os malaire : « Dans quelques cas, il semble que l'os de la pommette est plutôt luxé que fracturé, et qu'il est déplacé par un mouvement de totalité. C'est alors souvent vers l'orbite qu'il se porte. La base de cette cavité en est déformée et l'œil plus ou moins gêné dans ses mouvements. Dans ce cas, on peut, en saisissant l'os par ses bords, sentir la crépitation. »

BLESSURES DE LA POITRINE.

Les *contusions* de la poitrine, ainsi qu'une *fracture* de plusieurs côtes gauches à la partie moyenne du thorax et dans le milieu de leur longueur, ont été accompagnées d'une faible *commotion* des organes respiratoires. Mais cette commotion a été très-grande chez un malade qui, ayant reçu sur le dos un coup de barre de cabestan, a été atteint de fracture de l'acromion gauche. Les troubles profonds de la respiration et de la circulation consécutifs à une commotion de ces organes et de la moelle épinière, nous ont inspiré quelques craintes sur les jours de cet ouvrier, dont je rapporterai l'observation en traitant des blessures des membres.

BLESSURES DE L'ABDOMEN.

Les contusions de l'abdomen ont, en général, été légères et produites par la rapidité avec laquelle les hommes se sont jetés à plat ventre sur le sol. Cependant, chez Bonnissent, apprenti charpentier, nous avons observé, avec une fracture en éclats de l'os iliaque gauche, une plaie étendue et profonde des parois de l'abdomen, plaie béante, compliquée d'hémorragie veineuse abondante, sans issue des intestins. Ce malade, qui offrait aussi une fracture du bras gauche, a succombé quelques minutes après son arrivée à l'hôpital, en offrant tous les signes d'une hémorragie interne. Ce malheureux jeune homme avait été atteint, en fuyant, par l'extrémité d'une barre détachée d'un cabestan et qui avait été projetée au loin avec la rapidité de la flèche.

BLESSURES DES MEMBRES.

Les blessures des membres ont été le plus souvent assez graves, puisque, sur 27 de ces blessures, 17 ont été accompagnées de fracture. Toutes ces lésions ont présenté le caractère général d'être situées à la partie externe des membres; c'est ce qui résulte non-seulement de l'observation attentive du siége des contusions et des plaies contuses simples, de celles qui ont amené la fracture de l'omoplate, de l'humérus, du fémur; mais encore de la détermination des fractures elles-mêmes dans les membres pourvus de deux os. C'est ainsi que, à l'avant-bras et à la jambe, les os placés en dehors, le radius et le péroné, ont presque seuls été atteints, puisque le tibia n'a présenté qu'une fracture et que le cubitus n'en a pas offert. On dirait que dans l'imminence d'une agression qu'ils prévoyaient, tous les ouvriers, en se jetant à plat ventre sur la terre ou en s'éloignant des cabestans, ont, par un mouvement instinctif, opposé aux causes vulnérantes les parties externes des membres.

Fractures. — Des 17 fractures des membres mentionnées dans le tableau tracé plus haut, 7 appartiennent aux membres supérieurs, et 10 aux inférieurs; 10 étaient simples et 7 comminutives,

Voici l'énumération de ces dernières :

Parmi celles-ci trois étaient sans plaie et quatre avec plaie, à savoir : la 2e, la 3e, la 4e et la 6e. Les deux fractures comminutives du fémur ont offert : celle de l'extrémité supérieure, un épanchement considérable de sang ; celle de l'extrémité inférieure, ainsi que les deux fractures iliaques, une hémorragie. Toutes ces fractures, déterminées par de violentes contusions, présentaient une ecchymose étendue, bientôt suivie de gonflement considérable, quand les irrigations froides n'avaient pu être employées. La fracture de l'acromion a seule été accompagnée de commotion d'organes.

Aux membres supérieurs, une seule fracture comminutive avec plaie ; celle de l'articulation huméro-cubitale, a nécessité la résection du coude. L'issue de cette opération a été funeste ; j'en ai rapporté l'histoire détaillée dans un travail sur les résections, inséré dans la *Gazette des hôpitaux* (année 1848, p. 148). Les autres fractures, traitées d'abord par la position convenable maintenue à l'aide d'un appareil très-simple, par les émollients, les résolutifs, et, en dernier lieu, par les bandages dextrinés, n'ont rien présenté qui mérite d'être signalé. Je me contenterai de donner l'observation succincte de la fracture de l'acromion.

Obs. III. — *Forte contusion à l'épaule gauche ; fracture de l'acromion avec commotion des organes thoraciques ; mort imminente ; guérison.*

Lepoitevin (Félix), conduit à l'hôpital immédiatement après l'accident, y arrive dans l'état suivant : pâleur de la face ; froid général, petitesse extrême du pouls, respiration fréquente, petite, incomplète ; intégrité de l'intelligence ; douleur obscure sur l'omoplate gauche, ecchymose étendue, enfoncement au point de jonction de l'acromion avec l'épine de l'omoplate ; crépitation manifeste, sensible à l'ouïe et au toucher ; dépression de l'apophyse acromiale, abaissement de l'épaule.

Après cet examen rapide, qui augmente l'anxiété et l'oppression, le malade est recouché sur le dos. (*Vin chaud, couvertures de laine ; moines remplis d'eau bouillante ; compresses résolutives sur l'épaule.*)

Lepoitevin resta plusieurs jours immobile, dans un état d'anéantissement qui inspira de vives craintes. Le 28, le pouls se releva, la respiration devint plus large. (*Bouillon, eau vineuse ; compresses résolutives.*)

Les jours suivants, les signes de commotion des organes de la poitrine se dissipèrent, et le malade demanda instamment à sortir de l'hôpital, ce qui lui fut accordé le 9 novembre, à la condition qu'il garderait le bras dans une écharpe qui lui relèverait l'épaule.

Le 1er mai 1848, j'ai revu le blessé qui fait le sujet de cette observation, et, après l'avoir examiné, j'ai constaté ce qui suit : tumeur osseuse, du volume d'un œuf de pigeon, sous-cutanée, au niveau du col de l'acromion, due sans doute au cal de la fracture. Le sommet de l'acromion gauche est plus bas que celui du côté opposé. L'épaule est déprimée, surtout à partir de l'extrémité externe de la clavicule au sommet de l'acromion. Poitevin assure qu'après être sorti de l'hôpital, il est resté huit semaines sans pouvoir lever le bras et hausser l'épaule. Le bras gauche, qui ne peut s'élever aujourd'hui qu'à angle droit en avant et en dehors, ne peut être porté en arrière ; d'où il suit que le mouvement de circumduction est impossible. Il existe encore de légères douleurs dans l'articulation scapulo-humérale, qui a dû être fortement contuse.

Aux membres inférieurs, les fractures ont été plus nombreuses et plus graves qu'aux membres supérieurs, bien qu'elles n'aient pas nécessité d'opérations majeures. Dans l'une d'elles, où, en même temps que l'os iliaque était brisé en éclats, existait encore une plaie étendue et profonde de l'abdomen et un épanchement intérieur, la mort a été immédiate, comme je l'ai déjà dit à l'article des blessures de l'abdomen, où il a été fait mention de ce même malade. Je vais rapporter succinctement l'observation du second blessé, qui a présenté une fracture de l'os des iles.

OBS. IV. — *Fracture comminutive de l'os iliaque droit avec fracture simple du fémur gauche ; guérison.*

Robin (Pierre), âgé de 22 ans, présente, à son entrée à l'hôpital, les lésions suivantes : forte contusion à la partie externe et au tiers supérieur de la cuisse gauche ; fracture oblique du corps du fémur au point correspondant ; fracture comminutive de l'os iliaque droit ; ecchymose étendue, épanchement de sang ; petite plaie par laquelle ce liquide s'échappe en assez grande abondance.

La cuisse fracturée fut placée sur un plan incliné, et la hanche droite couverte de compresses résolutives. Le 26, l'hémorragie qui avait lieu par la plaie sus iliaque est arrêtée ; mais une tumeur sanguine considérable s'est formée dans son voisinage. Le 30, cette tumeur s'enflamme, et une petite quantité de pus rougeâtre s'écoule par la plaie. Le 2 novembre, cet écoulement se faisant avec difficulté, une incision de 4 centimètres est pratiquée au-dessus de la partie moyenne de la crête iliaque et parallèlement à cette crête. Cette ouverture donna issue à une grande quantité de pus fétide mêlé de sang liquide et coagulé. Le doigt, porté dans la plaie, ramena quatre esquilles assez volumineuses dont une offrit trois centimètres de longueur, et un plus grand nombre de petites ; il fit connaître, en même temps, qu'à cinq centimètres en arrière de l'épine iliaque antérieure et supérieure, l'os présentait une brèche de plusieurs centimètres, en forme de V à sommet en bas, tandis que la portion de crête iliaque antérieure à cette brèche était détachée, assez éloignée du reste de l'os, et constituait une esquille étendue, adhérente aux muscles et séparée du bord iliaque. (4 potages, tisane vineuse; décoction de quinquina.)

A partir de cet instant, une suppuration de bonne nature s'établit dans ce vaste foyer; des esquilles en furent extraites à plusieurs reprises. La dernière se présenta spontanément à l'ouverture de la plaie, le 20 décembre, deux mois environ après l'accident. Cependant, tandis que la plaie marchait vers la guérison, que la portion de crête iliaque détachée se réunissait au reste de l'os, la fracture du fémur, qui avait été placée dans un appareil que je décrirai bientôt, se consolidait, si bien que Robin, qui commençait à marcher le 60e jour de sa blessure, put sortir de l'hôpital parfaitement guéri le 65e jour. A cette époque, il était très-facile de mettre sur une même ligne horizontale les deux épines antéro-supérieures des os iliaques.

J'ai revu le malade le 1er mai 1848; l'os iliaque droit laisse reconnaître sous la peau une perte de substance de trois pouces environ; en avant, la crête iliaque, très-solide, est plus élevée de deux centimètres que celle du côté opposé; le membre inférieur gauche, ferme et bien nourri, offre un raccourcissement de deux centimètres.

On a dû remarquer que les fractures du fémur occupent une place importante parmi les solutions de continuité des membres inférieurs, puisqu'elles entrent pour moitié dans la totalité des fractures de ces membres.

De ces cinq fractures, deux étaient à gauche, trois à droite; trois atteignaient le corps de l'os et occupaient, les deux premières le tiers supérieur de la diaphyse, et la troisième la partie moyenne; on en observait une à l'extrémité supérieure au-dessus du grand trochanter, et la dernière occupait l'extrémité inférieure.

Ces cinq membres fracturés furent immédiatement placés sur des doubles plans inclinés; on couvrit de compresses résolutives les parties contuses; chez deux malades on pratiqua la phlébotomie; deux autres avaient perdu une quantité suffisante de sang par les plaies qui accompagnaient leurs blessures; un seul malade n'a pas eu d'évacuation sanguine.

Les plans inclinés dont je m'étais servi d'abord, me paraissant défectueux sous plusieurs rapports, j'ai dû en faire construire cinq d'après les indications d'A. Cooper, et sur le souvenir d'appareils à peu près semblables qui sont depuis longtemps employés à l'hôpital de la marine de Toulon. Ces cinq appareils, de longueurs différentes, constituent une sorte d'échelle qui permet de les adapter aux dimensions variables des membres fracturés. Construits avec grâce et solidité, ils peuvent permettre, au besoin, de rendre l'extension permanente plus grande à l'aide de la vis horizontale qui les termine, et dans laquelle on peut engager les lacs de l'étrier placé au-dessus du genou ou des malléoles.

J'ai cru devoir enrichir l'hôpital de ces doubles plans inclinés, car je pense, avec M. Malgaigne, qu'ils sont utiles non-seulement dans les fractures du fémur et dans les cas douteux où l'on ne sait s'il y a fracture ou simple contusion, mais encore dans certains cas de fractures de la jambe, d'arthrite, de coxalgie traumatique et, en général, dans toutes les circonstances où il y a indication de tenir le membre inférieur en repos ou dans la demi-flexion.

Ces appareils qui pourront rendre de grands services au port de Cherbourg où les fractures sont fréquentes, ont été construits dans la direction des travaux hydrauliques. Qu'il me soit permis de témoigner ici ma reconnaissance à M. le directeur Reybell pour l'empressement qu'il a mis à me fournir tous les moyens d'accélérer leur confection, et de payer un tribut d'éloges aux ouvriers qui ont, avec beaucoup d'intelligence, saisi et exécuté les indications générales que je leur avais données.

Les cinq fractures du fémur, mentionnées plus haut, se sont consolidées d'une manière satisfaisante; toutefois, leur guérison n'est pas due uniquement à l'usage du double plan incliné, mais encore à l'emploi de l'attelle externe de M. Malgaigne, attelle externe qu'il ne faut pas confondre avec l'attelle immédiate que Dupuytren appliquait seulement sur le point correspondant à la saillie des fragments. J'ai remarqué, comme M. Malgaigne, que, principalement dans les fractures obliques de la diaphyse du fémur, les fragments tendent à faire saillie en dehors et à former un arc à convexité extérieure. Or, chez trois des malades blessés lors de l'accident du 25 octobre, et chez quatre autres que j'ai eu occasion de traiter depuis, j'ai arrêté cette tendance fâcheuse, en faisant succéder à l'emploi du plan incliné l'usage de l'attelle externe.

M. Malgaigne paraît accorder une juste préférence au double plan incliné; et, pour combattre la tendance des fragments à se porter en dehors, il emploie son attelle externe simultanément avec cet appareil. Comme cet habile praticien je donne souvent la préférence au double plan incliné, mais je n'ai recours que plus tard à l'attelle externe. Je me contente du double plan incliné jusqu'à la moitié environ du temps nécessaire à l'entière consolidation : alors le cal, encore flexible, peut céder à la pression qu'on lui imprime. C'est alors seulement que j'applique l'attelle, en tenant le membre étendu et soumis, si c'est encore nécessaire, à une extension permanente modérée : ce qui constitue une méthode mixte de traitement.

Je considère l'attelle externe comme très-utile, parce qu'elle est très-propre à remplir une indication positive qu'offrent les fractures du fémur, puisque le déplacement angulaire est le phénomène capital de ces fractures, au tiers supérieur surtout. Je dois faire remarquer que ce déplacement ne s'effectue pas uniquement sous l'influence de pressions exercées dans certaines circonstances à la face interne du membre, par la main du malade, le paillasson, l'attelle interne des appareils ordinaires, le lacs contre-extenseur, sous l'influence de l'enfoncement du bassin qui forme un creux dans le matelas, par la contraction des muscles de la partie interne de la cuisse qui, à l'instar d'une corde active, sous-tendent l'arc figuré par le col et le corps du fémur, etc., mais encore par l'inclinaison du bassin du côté de la fracture, et que le malade détermine instinctivement.

J'ai bien souvent observé que, dans les affections de la cuisse, comme dans les phlegmons, les angioleucites, les fractures, etc., le bassin était incliné du côté correspondant à la lésion. J'ai cru trouver la cause de cette inclinaison toute volontaire dans l'utilité qu'a le malade de provoquer le relâchement musculaire des parties affectées, afin d'éviter les douleurs que les contractions inégales de ces muscles ne manquent pas d'y déterminer. Les malades cèdent instinctivement aux mouvements musculaires qui produisent l'élévation du côté du corps resté sain, mouvement qui amène l'abaissement passif du côté affecté, de la même manière que, dans les lésions du bras, on les voit maintenir abaissée l'épaule correspondante par l'élévation active de l'épaule restée saine. Or, cette inclinaison du bassin a pour effet immédiat l'abaissement de la tête du fémur, l'élévation du grand trochanter et la projection en dehors du fragment supérieur.

Le danger des mouvements du bassin, dans les fractures du fémur, a certainement frappé tous les auteurs. S'il fallait juger de l'importance que chacun d'eux y a attachée par la complication des moyens qu'ils ont proposés pour les empêcher, Lafaye et M. Bonnet (de Lyon) mériteraient d'être cités en première ligne. Mais je crois que personne encore n'a signalé la constance de l'abaissement du bassin en regard de la cause que j'assigne, et dont la permanence est en rapport avec la permanence des résultats observés.

Cet abaissement du bassin a une certaine durée; il ne disparaît pas dès que le malade commence à ne plus souffrir et même à se lever, il résiste quelque temps et parfois ne s'efface jamais, lorsque, par exemple, le raccourcissement du membre est considérable. Il n'est donc pas toujours facile, après la consolidation des fractures du fémur, de mettre les deux épines iliaques antéro-supérieures sur un même plan horizontal, et c'est encore là une difficulté à ajouter à celles que M. Malgaigne signale dans la mensuration du membre inférieur.

J'ai noté l'inclinaison du bassin du côté malade sur plusieurs hommes atteints de fracture du fémur, et sur quatre parmi les cinq blessés dont je parle dans cette relation. Celui qui n'a pas présenté cette inclinaison offrait à la fois une fracture du fémur gauche et une fracture de l'os iliaque droit. Cette circonstance ne donne-t-elle pas à l'application que je propose le cachet de la certitude, puisque, atteint d'une double lésion, du côté droit et du côté gauche, ce malade devait, en cédant à ses impulsions instinctives, maintenir les parties dans un juste équilibre? Cependant, chez ce malade, il y avait de la tendance à un léger déplacement angulaire en dehors, amené sans doute sous l'influence de la contraction musculaire subie par le fragment inférieur.

Chez ce dernier blessé, la lésion grave de l'os iliaque droit m'empêchant d'appliquer autour du bassin la ceinture qui fixe supérieurement l'attelle externe, j'ai remplacé celle-ci par un appareil qui a sur elle quelques avantages et qui peut être utile dans les diverses fractures du membre inférieur. Je vais le faire connaître, bien que je n'ignore pas que la science abonde en appareils hyponarthéciques, et que ce qui importe le plus dans le traitement des fractures consiste moins dans le choix des moyens à employer que dans la connaissance des indications à remplir. Son histoire se lie d'ailleurs à celle de l'accident qui en a inspiré l'idée.

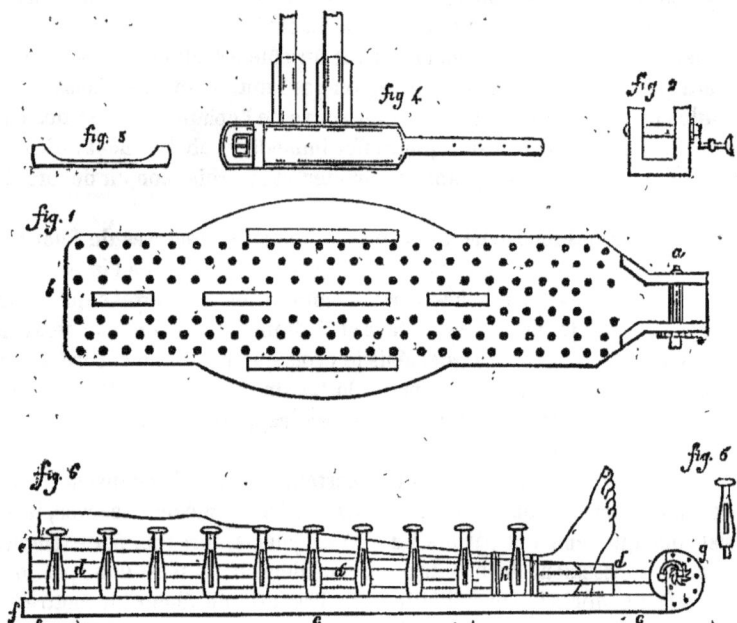

La fig. 1 représente un plateau en bois de noyer, long d'un mètre, large de 20 centimètres à ses extrémités et de 28 dans sa partie la plus évasée. Son épaisseur est de 4 centimètres vers l'extrémité *a*, d'un centimètre vers la partie centrale de l'extrémité *b* et de 2 centimètres sur les bords de cette même extrémité. Le plan supérieur du plateau offre donc une obliquité manifeste. L'extrémité *a* qui se rétrécit de manière à n'avoir plus que 10 centimètres, est creusée d'une gorge traversée par une tige de fer qui est percée d'une mortaise et garnie en dehors d'un cric muni d'une manivelle, et d'un pied de biche pour le fixer. La fig. 2 et la lettre *g* de la fig. 6 servent aussi à retracer cette disposition. L'extrémité *b* du plateau est creusée en gouttière comme dans la fig. 3. Ce plateau est partout criblé de trous de plus d'un centimètre de diamètre propres à recevoir les chevilles, hautes de 20 centimètres, rondes ou aplaties, percées d'une mortaise et dont la fig. 5 offre le modèle. Diverses mortaises sont creusées sur le plateau. La fig. 3 est celle d'un étrier ordinaire.

La fig. 6 montre l'appareil en place. Sur le plateau *c. c. c.* a été mis le coussin peu épais, conique, d. d. d. qui ne doit embrasser que la demi circonférence inférieure du membre; une cheville e, entourée d'un fourreau rembourré, est placée au dernier trou de l'extrémité du plateau c. c. c. au côté qui doit répondre à la face interne de la cuisse. L'étrier h est placé au-dessus des malléoles; ses lacs sont engagés dans la mortaise de la tige du cric; et, s'il y a lieu, la manivelle mise en mouvement opère l'extension par une rotation lente et graduée. Les chevilles, en nombre convenable sont alors placées dans les trous des deux côtés du membre et en dehors du coussin. Si on le juge convenable, une attelle plus ou moins longue est glissée, soit entre le membre et le coussin, soit entre ce dernier et les chevilles. Le pied est maintenu par les mêmes moyens qui embrassent étroitement le membre tout entier. On pourrait aisément appliquer ce système au double plan incliné.

L'appareil que je viens de figurer et de décrire me semble présenter les avantages suivants : 1° l'extension permanente, quand elle est nécessaire, s'opère d'une manière directe, puisque la contre-extension porte sur l'ischion et le périnée comme dans les appareils de Fabrice de Hilden, d'Arnauld, de M. Bonnet, etc., et l'extension est forte, graduée, constante, autant que la chose est nécessaire.

2° Les déplacements selon l'épaisseur, la circonférence et la direction surtout, sont directement combattus par les chevilles, tiges solides peu susceptibles de se relâcher comme les bandes, les cravates, etc., qu'on peut du reste employer au besoin en les engageant à travers les mortaises du plateau ou des chevilles.

3° Le membre reste presque partout exposé aux regards du chirurgien.

4° Il permet le pansement facile des plaies, et leur épargne les inévitables pressions des attelles ordinaires; il éloigne donc le danger des excoriations, des escarres, de l'œdème, etc.

5° On peut, à l'aide des chevilles, dont le nombre est augmenté ou restreint, et qu'on plante à volonté sur tous les points de l'appareil, agir sûrement et d'une manière permanente sur tous les points du membre fracturé, le façonner ou le modeler à son gré, varier les degrés de la compression, la limiter à un point très-circonscrit ou la reporter à des surfaces plus étendues, en interposant au membre et aux chevilles une portion d'attelle variable dans ses dimensions.

6° Il n'oblige pas à défaire tout le pansement pour y apporter une légère modification qui est jugée convenable pour remédier à un déplacement des fragments, par exemple.

7° Il laisse la facilité d'employer l'appareil à vis de M. Malgaigne, et de recourir aux autres moyens préconisés par d'autres praticiens.

8° Enfin, cet appareil qui, par sa simplicité, converge vers la tendance des chirurgiens modernes et notamment de MM. Malgaigne et Jobert, à laisser libres les membres fracturés, peut rester appliqué jusqu'à la fin de la guérison : ce qui assure à son emploi les avantages d'une précieuse immobilité.

Cette dernière qualité rendra peut-être mon appareil de quelque utilité à la mer, à bord des bâtiments où il est si difficile de lutter avec succès contre l'instabilité du sol, et où, plus qu'à terre, il faut assurer la coaptation et l'immobilité des fragments. Le balancement que les vagues impriment au navire retentit bientôt dans les bouts des os fracturés, si l'art n'intervient activement. En plaçant les blessés sur des *cadres* suspendus, on parvient à les soustraire presque complétement aux grands mouvements qui agitent le bâtiment; mais il est impossible de leur épargner les commotions du tangage et surtout celles des grandes détonations de l'artillerie, parce que ces secousses sont partout ressenties à bord. Quand j'étais embarqué sur le Montebello, vaisseau amiral, où les coups de canon étaient fréquents pour l'exercice et pour les saluts, j'ai eu un homme atteint de fracture comminutive de la jambe avec plaie, fracture qui s'était compliquée d'angioleucite du membre correspondant. A la mer, ce malade couché dans un cadre bien suspendu éprouvait, dans les mouvements de tangage du vaisseau, des douleurs assez grandes; mais les détonations de l'artillerie provoquaient une sensation pénible de frottement dans les fragments et une souffrance si vive, que je ne réussissais à atténuer ces effets qu'en déplaçant le cadre et en le faisant supporter par des matelots qui, par l'élasticité des mouvements de leurs membres et de leur corps, parvenaient à amortir la commotion inséparable de la déflagration de la poudre.

Je conçois qu'un lit mécanique habilement construit, suspendu ou non, arriverait au même but; mais je comprends aussi que la chirurgie des vaisseaux doit agir avec les moyens les plus simples, les moins nombreux, les plus portatifs et les plus faciles à se procurer.

En reprenant l'histoire des cinq fractures du fémur dont il est question dans cette relation, je dois avouer que quatre ont guéri avec un raccourcissement d'un à deux centimètres; que, chez le dernier, ce raccourcissement a été bien plus considérable encore, comme on pourra en juger par l'observation qui va suivre, observation que je rapporterai avec quelques détails, parce qu'elle a trait à un de ces cas qui semblent réclamer l'amputation de la cuisse, cas difficiles et litigieux dans lesquels le chirurgien flottant, pour ainsi dire, entre les préceptes des maîtres et quelques faits heureux de la pratique, doit redoubler de sagacité et céder aux impulsions qu'elle lui suggère.

Obs. V. — *Fracture comminutive sus-condylienne du fémur droit, avec plaie et hémorragie. Guérison.*

Le 25 octobre 1847, après l'accident survenu dans la matinée, fut couché au n° 24 de la salle 2, le nommé Vautier (Pierre), scieur de long, âgé de 42 ans. Cet homme avait reçu au tiers inférieur de la cuisse droite un violent coup de barre de cabestan, qui avait fracturé comminutivement le fémur et produit à la partie antérieure et externe de la cuisse deux plaies profondes, mais peu étendues, par lesquelles coulait beaucoup de sang noir. Le membre, très-déformé, était sensiblement raccourci. L'exploration attentive au-dessus du genou révélait la présence de plusieurs esquilles, dont une, qui avait quelques centimètres de longueur, était placée au

dessous des téguments dans le voisinage des petites plaies dont j'ai parlé. Le fragment supérieur du fémur était senti à la partie externe du membre ; il était impossible de reconnaître, au milieu des esquilles, la situation vraie du fragment inférieur
qui, dans tous les cas, n'était pas dirigé en arrière, de manière à faire saillie dans
le creux poplité, comme l'assurent Boyer et M. Nélaton dans des cas semblables, et
comme, avec raison selon nous, le conteste M. Malgaigne.

Le malade doué d'un tempérament nerveux était en proie à des mouvements
spasmodiques qui se réveillaient à chaque déplacement du membre blessé. La contusion des parties molles était considérable. La lésion du fémur fut jugée très-
grave par MM. les docteurs Blache, Hello, et par moi. Cependant l'idée de l'amputation qui s'était présentée à tous les esprits fut unanimement repoussée, en
présence du danger inhérent à l'amputation de la cuisse, et en vue des ressources
que la nature a maintes fois déployées dans les fractures comminutives des extrémités si spongieuses des os longs. Le membre blessé fut donc méthodiquement
placé sur un double plan incliné, couvert de compresses résolutives ; tandis qu'un
libre cours était laissé au sang presque entièrement veineux qui s'échappait par les
plaies.

Le lendemain, 26, le malade avait dormi, son état nerveux était dissipé ; l'hémorragie, très-modérée, continuait encore ; le pouls était naturel, la peau fraîche.

Les jours suivants, les parties frappées devinrent le siége d'un gonflement mo-
déré qui fit des progrès du côté du genou. Vingt jours après l'accident, l'articulation fémoro-tibiale était affectée d'hydarthrose volumineuse, sans rougeur de la
peau. Cependant les plaies se cicatrisèrent sans beaucoup suppurer ; le gonflement
de la cuisse disparut ; l'hydarthrose se dissipa lentement, et, 3 mois après l'accident, le malade put commencer à marcher avec des béquilles. Mais, le 29 janvier,
Vautier fit une chute dont le contre-coup se fit sentir dans le membre malade, de
telle sorte que le cal présenta une mobilité obscure, mais réelle, qui obligea de
nouveau à maintenir le membre dans l'immobilité durant 30 jours. Pendant ce temps,
la jambe s'infiltra et devint le siége de douleurs assez vives ; les mouvements du
pied diminuèrent, les articulations perdirent leur flexibilité, et quand le malade re-
commença à faire quelques pas, en s'aidant de béquilles, il lui fallut longtemps pour
appuyer sans souffrance, sur le sol, l'extrémité du pied.

Le 20 mars, Vautier sortit de l'hôpital, où il rentra le 2 mai pour en sortir et y
rentrer encore. Pendant tout ce temps, il fut soumis à l'usage des liniments, des
bains simples et sulfureux susceptibles de faire cesser les douleurs dont la jambe
était le siége, et de donner aux articulations roidies plus de facilité et plus d'étendue dans leurs mouvements. Vautier est depuis plusieurs mois définitivement sorti
de l'hôpital, où il est venu me voir le 25 octobre 1848, un an après son accident.
Voici sa situation. La fracture est parfaitement consolidée, le fémur est arqué d'une
manière sensible dans son tiers inférieur la convexité de l'arc répondant en dehors
et en avant du membre. Les muscles de la région interne de la cuisse, qui sous-tendent cet arc, ne sont point contracturés ; le cal, qui a été très-volumineux dans le
principe, a perdu de ses dimensions. On ne sent plus de vestige de l'esquille qui
était flottante au milieu des muscles et sous la peau ; deux cicatrices légères, dont
une enfoncée, existent au tiers inférieur de la cuisse sur le trajet de la veine sa-
phène interne ; l'articulation du genou jouit de mouvements assez étendus ; le membre est exempt de douleurs, le pied a recouvré presque tous ses mouvements ;
cependant on observe un raccourcissement de 14 centimètres et un affaiblissement
dans tous les muscles. Malgré cela, Vautier marche à l'aide d'un soulier approprié
et d'un bâton ; la progression gagne encore chaque jour, et le blessé se félicite d'a-

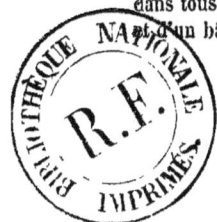

voir dû à la science la conservation d'un membre dont les usages, quoique amoindris, n'en sont pas moins supérieurs aux services que rend un membre artificiel.

Cette guérison obtenue sans que le malade ait eu beaucoup à souffrir, et sans que son existence ait jamais été compromise, est un exemple de plus à ajouter à tous ceux qui militent en faveur de la chirurgie conservatrice.

Enfin, quand on a rapproché l'observation clinique qu'on vient de lire du tableau que M. Malgaigne fait des fractures *sus-condyliennes* du fémur, on trouve dans leur ressemblance parfaite une preuve de plus que, dans son traité si complet des *fractures*, le chirurgien de l'hôpital Saint-Louis a toujours pris dans la nature et jamais ailleurs, les traits de ses remarquables descriptions.

La 2ᵉ fracture comminutive du fémur, fracture *extra-capsulaire* de M. Malgaigne, avait, d'après ce que j'ai dit, son siége au col de cet os, chez le nommé Hochet (Auguste) charpentier ; elle avait été produite par une violente contusion sur le grand trochanter du côté gauche. Cette fracture, remarquable par les mouvements qu'on pouvait imprimer au membre, sa déformation, la crépitation des fragments, se distinguait aussi par un épanchement très-considérable de sang au niveau des parties contuses. Pendant longtemps la fluctuation a été si étendue, et la peau si amincie, si violacée au-dessus du grand trochanter, que l'ouverture de la tumeur paraissait imminente. Elle n'a pas eu lieu cependant. La tumeur, après s'être endurcie, a fini par disparaître, et le malade a guéri en présentant un léger raccourcissement et une certaine gêne dans les mouvements de l'articulation coxo-fémorale.

Ici, je n'ai pas imité la conduite de M. Malgaigne qui, dans une circonstance à peu près semblable, a cru devoir plonger un bistouri sur le point aminci et violacé de la peau (V. *Traité des fractures*, page 280.)

Dans le traitement des fractures en général, de celles de la jambe en particulier, j'ai renoncé depuis longtemps au bandage roulé et aux bandelettes de Scultet. Je me contente, dans la majorité des cas, quand la fracture a été réduite, de la contenir avec deux attelles latérales enveloppées d'un *drap-fanon*. J'ai l'attention de cacher, dans les duplicatures de ce drap, l'étoupe qui matelasse la face des attelles qui regarde le membre et de disposer celles-ci obliquement de dehors en dedans, de telle sorte que les bords des attelles, très-rapprochés vers la face postérieure du membre, sont plus écartés vers la face supérieure. Les liens serrés et fixés près du bord inférieur de l'attelle externe conservent à l'appareil dans lequel le membre est contenu la forme d'un berceau. Par ce moyen une grande partie du membre est toujours à découvert ; M. Malgaigne préconise aussi, dans son livre, le simple emploi des deux attelles latérales auquel il a souvent recours.

Baudrin (Louis), charpentier calfat, a été atteint d'une fracture comminutive de l'extrémité inférieure de la jambe droite. Cette fracture dont les esquilles étaient nombreuses, mais sans plaie des téguments, a parfaitement guéri, sans inflammation, sous l'influence des irrigations torrentielles et longtemps continuées.

A côté de ce malade, était couché un autre blessé, atteint, dans une autre circonstance, d'une fracture comminutive de la jambe, entièrement semblable à celle de Baudrin, avec cette différence qu'elle était accompagnée d'une petite plaie au côté externe du membre avec hernie légère d'un muscle péronier. Or, tandis que le premier guérissait paisiblement sous l'influence des irrigations, le second n'éprouvait qu'un faible soulagement de l'emploi de ce moyen, et l'inflammation développée, la suppuration qui la suit, etc., obligèrent enfin à recourir à l'amputation consécutive. Je n'ignore pas que la différence des résultats obtenus chez les deux malades atteints d'une lésion physique en apparence identique tient à une foule de conditions inhérentes à l'état des sujets aussi bien qu'à l'état de la blessure. Or, pour ne parler que de cette dernière condition, la pratique a depuis longtemps appris que l'absence ou l'existence d'une plaie sur une fracture comminutive avait une influence capitale sur les suites du traitement. L'innocuité ou le moindre danger des lésions sous-cutanées qui s'observe dans le premier cas est loin d'être le partage des fractures qui sont dans le deuxième. Le *Collodion* récemment découvert, étendu sur les plaies qui accompagnent la fracture comminutive d'un membre, aurait-il l'avantage précieux de continuer, pour ainsi dire, la peau sur les tissus dénudés, de les ramener ainsi aux conditions des lésions physiques sous-cutanées en empêchant le contact de l'air et en permettant, en raison de son insolubilité dans l'eau, l'usage des irrigations continues ? Quelle que soit la valeur des présomptions que j'établis, et sur lesquelles la pratique ne tardera pas à prononcer, le point de thérapeutique chirurgicale que je signale n'est pas moins digne de fixer l'attention et d'encourager les recherches.

Les *contusions* des membres, sans solution de continuité des os, n'ont pas offert, en général, un haut degré de gravité. Cependant, un malade atteint d'une violente contusion du genou a pu inspirer des craintes sérieuses sur la conservation de son membre dont la guérison ne s'est effectuée qu'en laissant subsister une atteinte assez prononcée aux mouvements de l'articulation. Les autres contusions ne mériteraient point une place dans cette relation chirurgicale, si parmi elles on n'en trouvait deux d'un ordre particulier qui a fixé l'attention des pathologistes ; je veux parler de ces contusions étendues, produites par le froissement d'un corps sur la peau qui est excoriée en quelques points seulement, tandis que les tissus sous-jacents, plus fortement contus, laissent exhaler une quantité de sang qui augmente tellement le volume du membre et avec une si grande rapidité que la peau, soudainement distendue, semble étrangler les parties et devoir y produire une gangrène rapide dont des phlyctènes remplies d'une sérosité noirâtre sont les signes avant-coureurs. Il n'en est rien cependant, puisque des évacuations sanguines locales (sangsues, mouchetures, scarifications) des applications émollientes et narcotiques conjurent le plus souvent les accidents ou les circonscrivent dans d'étroites limites ; puisque la mortification n'est ordinairement que partielle et reste limitée aux points de la peau, les plus distendus ou les plus fortement contus. Il est très-important de ne pas confondre, dans ces cas, les phlyctènes dont la violence de la contusion est la cause avec celles qui précèdent ou qui accompagnent la gangrène. Nous avons observé la série des phénomènes que nous venons d'indiquer chez deux hommes dont la jambe et le pied étaient froissés dans toute leur étendue, distendus outre mesure, et couverts de phlyctènes noirâtres, accidents qui, au premier abord, auraient pu faire craindre la nécessité d'une amputation, si l'expérience n'avait appris à porter dans des circonstances semblables un pronostic bien moins fâcheux.

Les trente et un blessés que, dans mon tableau, j'ai portés guéris, l'ont été de manière à pouvoir reprendre leurs travaux antérieurs, à l'exception d'un seul, de Vautier, dont j'ai rapporté l'observation et qui, en raison du raccourcissement et de la perte d'une partie de l'action de son membre, a dû obtenir une pension du Gouvernement.

L'accident du 25 octobre 1847 a fait sur l'esprit de la population de Cherbourg une impression profonde. La ville et tous les fonctionnaires civils et militaires se sont empressés, par une souscription spontanée, de venir au secours des veuves et des orphelins.

Le surlendemain, le clergé de Cherbourg, M. le contre-Amiral Deloffre préfet maritime, avec tout son état-major, les officiers de la garnison, les autorités civiles suivis de la population tout entière conduisaient à leur demeure dernière huit victimes d'un déplorable événement.

Dans cette grande infortune, le Gouvernement s'est empressé d'apporter sa part de soulagement. Les veuves ont reçu des secours immédiats et des pensions annuelles ; les orphelins des placements sur les caisses d'épargne et la gratuité ultérieure de leur éducation professionnelle.

Aujourd'hui que le temps a modifié la vivacité des impressions chez la population ouvrière qui a souffert, je n'ai pas à craindre de les raviver en confiant à la presse médicale la relation chirurgicale d'un accident qui ne doit pas être perdu pour la science en général et en particulier pour la médecine maritime. Il est certainement pénible de consacrer le souvenir d'un événement funeste ; je m'en serais abstenu, si l'histoire du passé n'avait suffisamment appris que les faits malheureux portent, comme les faits heureux, un enseignement pour l'avenir.

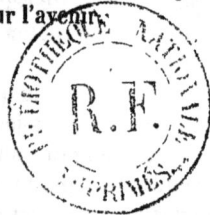

Paris,— Imprimerie de PAUL DUPONT, rue de Grenelle-St-Honoré, 55.

www.ingramcontent.com/pod-product-compliance
Lightning Source LLC
Chambersburg PA
CBHW032301210326
41520CB00048B/5783